AF611294

DE L'INSALUBRITÉ

ET

DE L'ASSAINISSEMENT

DE LA

PLAINE DU FOREZ.

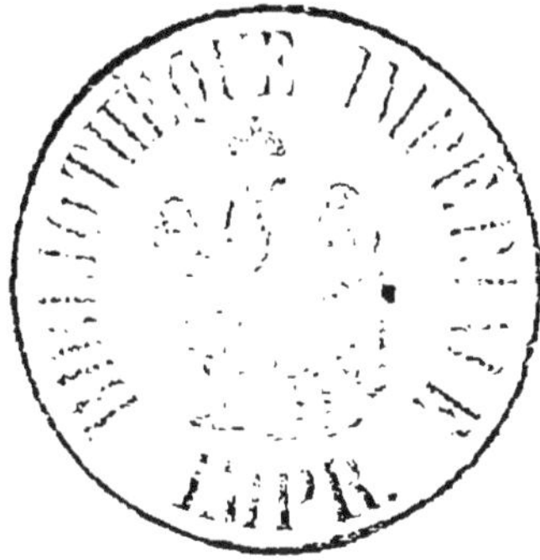

MONTBRISON,

IMPRIMERIE DE BERNARD, LIBRAIRE,

Grande-Rue, 34.

—

1850.

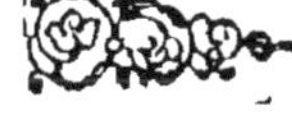

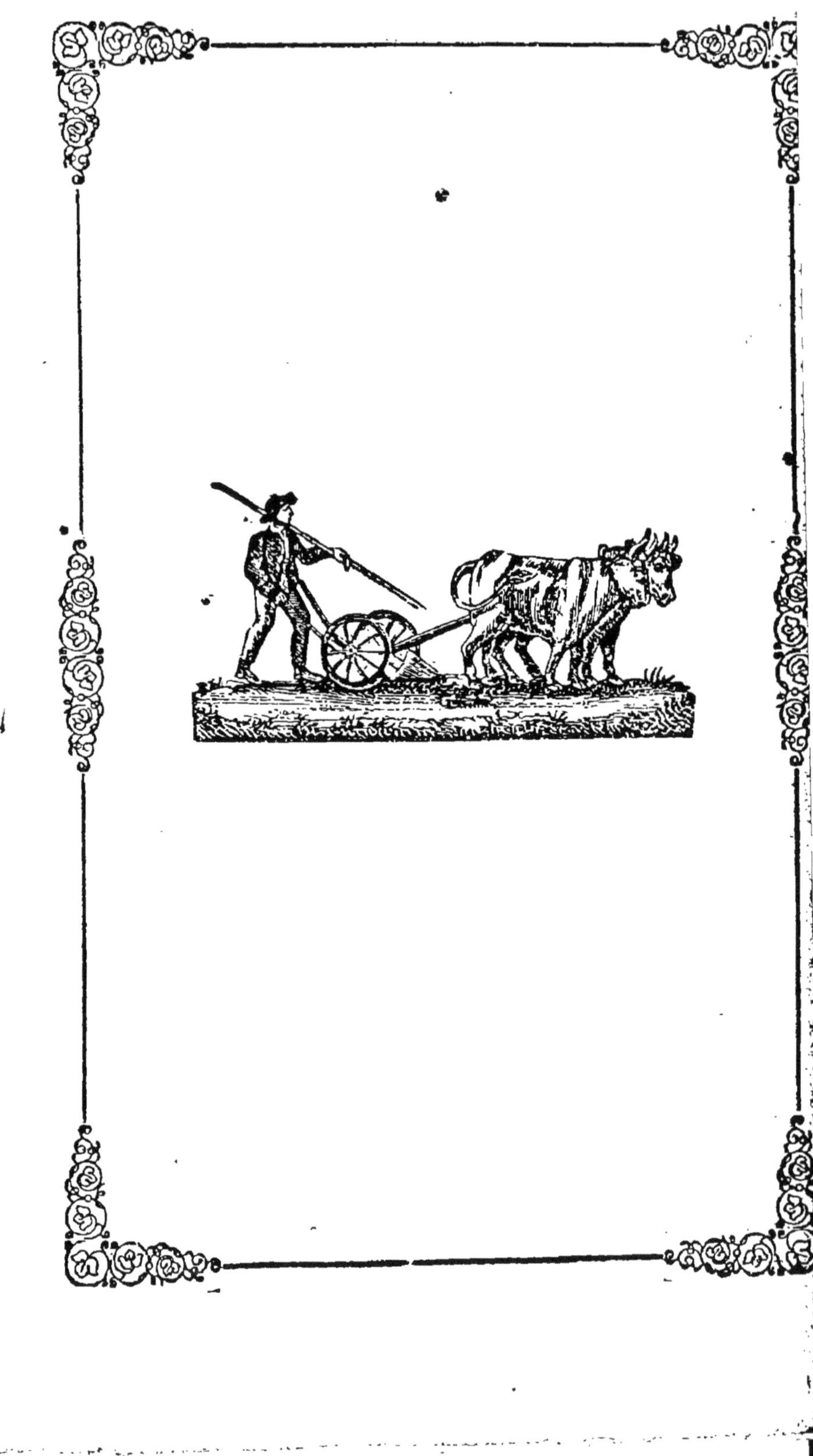

DE L'INSALUBRITÉ

ET DE

L'ASSAINISSEMENT

de

LA PLAINE DU FOREZ.

I.

La vie de l'habitant de la plaine du Forez est une vie de fatigues, de privations, de souffrances.

La mort qui la termine est une mort presque toujours prématurée et qui devance de beaucoup, le terme ordinaire de la vie de l'homme.

Tout ce que cette existence a de triste, d'affligeant, de court dans sa durée, est l'effet de l'insalubrité de la plaine du Forez.

Cette insalubrité a plusieurs causes.

De ces causes, les unes sont au-dessus de l'empire de l'homme; il n'y peut rien changer.

Les autres peuvent, seulement, être modifiées par sa puissance.

Les autres sont entièrement dépendantes de sa volonté.

Les causes d'insalubrité sur lesquelles l'homme n'a aucune puissance, sont :

1.° La configuration ou la surface de la plaine du Forez;

2.° Les montagnes dont elle est entourée.

1.°

De la configuration de la plaine du Forez.

La partie de la plaine sur laquelle l'insalubrité fait sentir toute sa funeste influence, est comprise entre Balbigny et Saint-Rambert, Saint-Galmier et Montbrison.

Cet espace se trouve au centre du département.

Il renferme 541 étangs qui représentent une superficie d'environ 2,914 hectares.

Ce terrain a la forme d'un bassin. Ce bassin reçoit toutes les eaux qui descendent des hautes montagnes dont la plaine est entourée.

Une fois entrées dans ce bassin, ces eaux n'en sortent plus, parce qu'elles ne trouvent point d'issues.

De ces eaux s'élèvent ces brouillards épais qui couvrent la plaine, la privent de l'influence du soleil, y entretiennent une humidité continuelle, et deviennent ainsi la première et la principale cause de son insalubrité.

2.°

Des Montagnes qui dominent la Plaine.

La seconde cause de l'insalubrité de la

plaine du Forez, sont les montagnes qui la dominent.

Cette plaine, traversée du midi au nord par la Loire, est dominée, au levant et au couchant, par deux chaînes de montagnes qui s'étendent, dans la même direction que la Loire, jusqu'aux limites nord du département.

La première de ces deux chaînes de montagnes s'élève sur la rive droite du fleuve : on l'appelle, dans le pays, *les Montagnes du matin*.

La seconde domine la rive gauche : elle est connue des habitants sous le nom de *Montagnes du soir*.

De ces deux montagnes descendent 16 rivières ou ruisseaux, assez considérables pour qu'on leur ait donné un nom.

Ces eaux se répandent dans la plaine, s'infiltrent dans son sol, s'y établissent comme à demeure, et y produisent ces miasmes pernicieux au milieu desquels l'habitant de la plaine naît, vit et meurt dans les privations et les souffrances.

Ces montagnes sont encore une autre cause d'insalubrité :

Elles empêchent les vents de pénétrer librement, dans la plaine, et d'en chasser les miasmes qui en corrompent l'air; elles y laissent ainsi subsister cette atmosphère épaisse, cet air grossier, cette chaleur lourde qui, souvent, et particulièrement en été, rendent la respiration presqu'impossible.

Cette chaleur est connue dans la plaine, sous le nom de *chaleur-morte*.

Son effet est d'enlever à l'habitant toute son énergie et de le livrer, sans force et sans courage, à toutes les maladies dont il est entouré.

Telles sont les deux premières causes d'insalubrité contre lesquelles l'habitant de la plaine est obligé de lutter, et de lutter inutilement, depuis sa naissance jusqu'à sa mort.

II.

Les causes d'insalubrité que l'homme peut modifier sont au nombre de trois.

1.° La nature du sol et du sous-sol de la plaine;

2.° Le séjour des eaux dans la plaine;

3.° L'existence des étangs dans la plaine.

1.°

Nature du Sol.

La plaine du Forez est composée de deux natures de terrain.

A sa surface, elle a une couche de terre sablonneuse dont l'épaisseur varie de 6 à 18 pouces.

Au-dessous de cette couche, on trouve un sol argileux, à travers lequel les eaux ne peuvent pénétrer, et dont on ne connaît pas la profondeur.

Les eaux qui arrivent sur cette couche argileuse s'y établissent et forment, sur presque toute l'étendue de la plaine, un étang souterrain.

Cette couche d'eau, placée entre deux couches de terre, est, tout à la fois, funeste à la santé de l'homme et funeste à l'agriculture.

Funeste à la santé de l'homme, par l'humidité et les miasmes qu'elle répand sur la plaine.

Funeste à l'agriculture, parce qu'elle détériore, quand elle ne le détruit pas entièrement, le grain que le laboureur a semé.

Ce premier mal en entraîne un second.

Pour ne pas perdre entièrement sa récolte, le cultivateur est obligé de multiplier les fossés autour de son champ, de sacrifier le tiers de son sol en sillons d'écoulement, et de perdre une grande partie de son temps, soit pour creuser ces fossés, soit pour ouvrir ces sillons (1).

La nature du sol est donc une cause d'insalubrité, et, de plus, elle porte un grand dommage à l'agriculture.

(1) Voici comment sont ensemencées les terres dans la plaine du Forez :

On remplit de semences deux sillons, puis on en ouvre un troisième qui devient uniquement l'égoût des deux premiers, ainsi de suite.

Puis, on trace, à travers le champ ensemencé, et dans les divers sens, plusieurs autres sillons plus profonds, plus larges.

On les appelle *rayes-gouttières*.

Dans ces sillons se dégorgent les premiers sillons d'écoulement, jusqu'à l'issue pratiquée dans les fossés qui entourent le champ.

L'homme peut détruire, ou du moins affaiblir beaucoup, cette cause d'insalubrité.

Pour arriver à ce résultat, il faut :

Donner plus de profondeur à la culture de la couche sablonneuse qui couvre la plaine.

Ramener peu à peu, à la superficie du sol, une partie de la couche argileuse.

Ce mode de culture aura pour résultat :

De rendre plus épaisse la couche sablonneuse;

D'éloigner de la superficie du sol, les eaux qui forment l'étang souterrain de la plaine;

De diminuer les miasmes si funestes à la santé de l'homme, et l'humidité si contraire à l'agriculture;

De mêler l'argile avec le sable, et de composer, par ce mélange, une terre nouvelle.

Cette terre sera enrichie de nouveaux principes de fécondité; elle absorbera une plus grande quantité d'eaux pluviales; et, purifiée par l'air, réchauffée par le soleil, par les engrais, elle donnera de plus grands produits (1).

Cette méthode, suivie avec un peu de persévérance, doit avoir nécessairement, sur la

(1) Cette méthode fut mise en pratique, il y a peu d'années, au domaine de la Salle, appartenant alors à M. de Bastard. Mais, il paraît que les premiers labours furent un peu trop profonds, et qu'on amena à la surface du sol une trop grande quantité d'argile.

Il fallut donc plus de temps à l'air, au soleil, aux engrais, pour réchauffer et fertiliser cette terre nouvelle.

Aujourd'hui cette terre produit, m'a-t-on assuré, des récoltes bien plus abondantes que les autres terres du domaine.

salubrité de la plaine comme sur sa fertilité, une grande et salutaire influence.

2.°

Séjour des Eaux dans la Plaine.

La seconde cause d'insalubrité que l'homme peut modifier, c'est le séjour des eaux dans la plaine.

Nous avons vu que toutes les eaux qui entrent dans la plaine, s'y établissent parce qu'elles ne trouvent point d'issue pour en sortir.

Pour modifier ou détruire cette cause d'insalubrité, il faut donner aux eaux un écoulement.

Pour donner cet écoulement, deux choses sont nécessaires, et ces deux choses sont faciles.

Il faut faire un nivellement exact de tout le bassin de la plaine.

Une fois les différentes pentes du terrain bien connues, bien indiquées, on n'aura qu'à ouvrir les fossés d'écoulement.

On commencera par les grands fossés, ceux qui devront aboutir aux vallées principales, aux rivières, aux ruisseaux qui traversent la plaine.

Ensuite on ouvrira les fossés secondaires, ceux qui iront chercher les eaux dans les terres et les conduiront dans les grands fossés d'écoulement ou dans les rivières.

Les lits des rivières, des ruisseaux et des

autres cours d'eau qui traversent la plaine, devront aussi, par des curages obligatoires, être mis en état de donner aux eaux un écoulement constant.

Mais, dira-t-on, combien de temps ! de travail ! d'argent pour faire toutes ces choses ! C'est vrai. Mais quelle est l'entreprise, tant petite qu'elle soit, que l'on puisse espérer de mener à bien sans le concours de ces trois moyens ?

Et quelle entreprise promet des résultats plus grands, plus utiles, que celle qui doit adoucir, abréger les souffrances de l'homme, prolonger sa vie, augmenter la fertilité de la terre qui le nourrit, et accroître ainsi son bien-être ?

3.°

De l'existence des Etangs dans la Plaine.

La troisième cause d'insalubrité que la puissance de l'homme peut modifier, c'est l'existence des étangs.

L'établissement des premiers étangs fut une œuvre de la féodalité.

Leur existence remonte à l'époque où les seigneurs féodaux étaient maîtres de presque toutes les terres.

Ces seigneurs étaient souvent en guerre les uns contre les autres ; faute de bras, ils ne pouvaient faire cultiver leurs terres.

Ils avaient peu de bestiaux ; dans leurs guerres continuelles, ils enlevaient ou détruisaient tout, bestiaux et récoltes.

Ils avaient peu d'engrais; beaucoup de leurs terres restaient improductives.

Alors, ils eurent la pensée de les fertiliser par le moyen des eaux primitivement destinées à la reproduction du poisson.

Cette idée était ingénieuse. C'était faire de l'agriculture *par immersion* (comme on dit aujourd'hui); c'était un progrès, surtout dans un temps où la rareté des bras, la pénurie des engrais, l'insuffisance des prairies, semblaient exclure tout autre mode de fertiliser une grande quantité de terrain qui était improductive.

Aujourd'hui cette méthode est, en agriculture, une preuve d'infériorité.

Elle doit faire place à la charrue à la Dombasle, à la prairie artificielle, aux nouvelles méthodes d'assolement, à l'emploi de la chaux comme engrais.

Plus tard, les étangs eurent une autre destination: les seigneurs allaient y prendre les plaisirs de la chasse, et ce fut, pour eux, un puissant motif pour en augmenter le nombre.

Les premiers étangs avaient été établis dans les lieux où les eaux se rendaient naturellement; ils n'étaient alimentés que par les eaux pluviales.

Quand ils devinrent un rendez-vous de chasse, des travaux, faits de main d'homme, leur donnèrent une forme plus régulière, plus durable, et y conduisirent les eaux en plus grande quantité.

Enfin on acheta des prises d'eau, et on

donna à chaque étang, une étendue proportionnée à la quantité d'eau qu'on pouvait y conduire.

Telle fut l'origine des étangs, en général.

Les étangs de la plaine du Forez, existent depuis 3 ou 400 ans.

Il y a des titres de prises d'eau qui remontent à cette époque.

Ces étangs peuvent être considérés :

1.° Sous le rapport de leur insalubrité;

2.° Sous le rapport de leur suppression.

1.°

Insalubrité et suppression des Etangs.

La question de l'insalubrité des étangs, a été traitée par des hommes spéciaux.

Leur opinion, en cette matière, est une autorité.

Nous ne pouvons mieux faire que de rapporter leurs paroles.

« Les étangs, dit M. Gruner (1) sont des foyers de matières végétales et animales, en putréfaction, d'où s'élèvent constamment ces miasmes pernicieux, ces germes de maladies particulières à certains pays, qui altèrent si

(1) M. Gruner a été professeur à l'école des mines de Saint-Etienne, et ingénieur dans notre département. C'est un des hommes qui connaissent le mieux les différentes natures de notre sol. Il publiera bientôt, je l'espère, le résultat de ses études et de ses travaux géologiques. Alors, mais seulement alors, nous connaîtrons bien toutes les richesses que renferme notre pays.

profondément l'organisation des malheureux obligés de vivre dans cette atmosphère, et leur enlèvent jusqu'à l'énergie nécessaire pour se précautionner contre ces causes de destruction.

« La plaine du Forez ne serait pas plus insalubre qu'une autre si, au lieu de retenir à grands frais les eaux à sa surface, on eût employé une partie de cette dépense à faciliter leur écoulement.

« On ne peut sans doute méconnaître l'influence pernicieuse de cette couche humide, entretenue par un sous-sol argileux et imperméable; les émanations produites par ce marais souterrain sont considérées avec raison, par les géologues, comme une cause d'insalubrité qui peut exister avec un certain degré d'intensité, dans les pays où il n'y a pas d'étangs; mais il est évident que *partout où il s'en trouve, cette cause est considérablement augmentée par la présence des eaux stagnantes qui sont périodiquement maintenues à sa surface.*

« *Les étangs sont donc la cause générale, permanente et directe de l'insalubrité de la plaine du Forez* » (ANNUAIRE DU DÉPARTEMENT DE LA LOIRE, pour 1845, page 259 et 260).

Voici quelques réflexions extraites du grand ouvrage de M. de Gasparin (1) sur l'agriculture.

On croirait qu'elles ont été inspirées par notre localité.

(1) Ancien préfet de la Loire.

« On sait, généralement, dit M. de Gasparin, que les bords des marais, des étangs, des lieux où les eaux croupissent et se dessèchent, sont malsains à habiter ; que les hommes y sont sujets aux fièvres intermittentes pernicieuses.

Des contrées entières sont connues par les maladies qui sévissent sur les habitants pendant une partie de l'année.

Les vents qui traversent ces foyers étendent et propagent ces germes de maladies jusques bien avant dans l'intérieur des terres.

Les physiciens sont généralement d'avis que l'infection est produite par des miasmes développés par la putréfaction des végétaux et des animaux aquatiques mis à sec.

« Ces miasmes sont entraînés avec la vapeur d'eau, par les courants ascendants de l'air, jusqu'à une certaine hauteur... on a remarqué que l'air humide qui transportait ces miasmes s'en dépouillait en passant à travers les arbres d'une forêt ou à travers un canevas (1). Puis, quand l'air est refroidi par la fraîcheur du soir ou celle de la nuit, les miasmes tombent avec l'humidité, vers la terre, et quand cette rosée est changée de nouveau en vapeur, par les premiers rayons du soleil, elle s'élève et emporte avec elle ces mêmes miasmes dans son mouvement ascen-

(1) On sait que les moines de Franquevaux, en se tenant constamment sous de doubles tentes de toile écrue un peu claire, pouvaient, en toute sécurité, prendre la fraîcheur du soir et du matin, qui frappait de fièvres tous ceux qui osaient la respirer à découvert.

sionnel : alors, engloutis en assez grande quantité, avec l'air qu'on respire, et avec l'air qu'on avale, absorbés par les parties extérieures des corps, ils font sentir leurs funestes effets.

« Dans les pays de mauvais air, on ne saurait trop se préserver contre ces influences de l'atmosphère. »

Ce que dit M. de Gasparin, nous explique pourquoi, le matin, au lever du soleil, on voit, étendue sur la plaine, comme une nappe, une couche de vapeurs grisâtres, épaisses et souvent d'une odeur repoussante.

Ces vapeurs sont chargées de miasmes qui s'élèvent de la surface des étangs, et qui renferment des germes de mort.

La question qui nous occupe a aussi été traitée par M. Bernard, dans le Journal de Montbrison.

Enfin, elle a été le sujet d'un mémoire fait par M. Lagrange, ingénieur dans notre département.

Ce mémoire n'a pas été imprimé; nous regrettons de ne pas le connaître.

Dans ce travail, M. Lagrange examine, dit-on, la question de la suppression des étangs, sous le rapport de la *légalité, principalement*.

Une commission nommée par la société d'agriculture de Montbrison, et composée de MM. Faye et Du Chevalard, a donné son avis sur ce travail.

Du rapport qu'elle a publié, il résulte que

les meilleurs esprits, les hommes les plus compétents en cette matière, les membres de la société d'agriculture, presque tous propriétaires d'étangs dans la plaine, sont d'accord sur ces points principaux :

1.° Que les étangs sont insalubres;

2.° Que cette insalubrité est la principale cause de l'insalubrité de la plaine;

3.° Qu'il faut les supprimer;

4.° Qu'il faut accorder une indemnité au propriétaire de l'étang supprimé;

5.° Que cette indemnité doit être établie après une enquête contradictoire.

Il est un point sur lequel M. Lagrange et la commission diffèrent d'opinion.

M. Lagrange pense que la législation *actuelle* est suffisante ponr que cette suppression puisse être faite *légalement*.

La commission croit, au contraire, que sans une *législation nouvelle*, la suppression ne peut avoir lieu et que, pour y parvenir, toute tentative, de la part de l'administration, échouerait devant les tribunaux.

Elle conclut, en conséquence, à ce qu'une loi *nouvelle soit provoquée*.

Mais cette loi *nouvelle* est-elle *absolument nécessaire?* Adopter, sur cette question, l'avis de la commission, c'est-dire que l'autorité ne peut pas faire, dans le département de la Loire, ce qu'elle fait, tous les jours, dans d'autres départements, ce qu'elle a fait, nommément dans le département de l'Ain. Dans ce département, en effet, elle a pu, avec *la législation existante,* faire supprimer un bien plus grand nombre d'étangs qu'il n'y en a dans la plaine du Forez, et assainir, ainsi, une grande partie de son territoire. Faire dépendre d'une *loi nouvelle,* l'assainissement de la plaine du Forez, c'est, nous n'hésitons pas à le dire, ajourner, indéfiniment, cet assainissement. Il est si difficile de faire rendre une loi sur une matière régie par une loi, depuis plus de 60 ans!...

Mais que l'administration prenne, résolument, l'initiative!.... qu'elle présente au conseil général, un projet d'assainissement indiquant toutes les conditions à remplir pour arriver au grand, à l'utile résultat qu'on désire, et le conseil général l'approuvera, bien certainement, et le gouvernement contribuera à la dépense à faire... Alors, secondée par cette assemblée législative du département, encouragée par l'opinion publique, soutenue par la conscience du bien qu'elle veut faire, l'administration aura la gloire d'avoir affranchi d'une mort prématurée, une population si digne d'intérêt!

C'était le projet de M. Zédé.

L'assainissement aura encore d'autres résultats utiles...

On connaît tout l'amour que l'habitant des campagnes a pour la propriété, tant petite qu'elle soit. Eh bien! l'assainissement fera descendre dans la plaine le trop de population qu'il y a dans les montagnes dont elle est entourée, particulièrement dans les montagnes du soir... Il y attirera une partie de la population qui habite les montagnes d'Auvergne, voisines des montagnes du Forez... Cet accroissement de population dans un pays dont une partie reste inculte faute de bras pour le travailler, donnera à l'agriculture beaucoup d'encouragement, à la terre beaucoup de valeur, et pourra devenir en définitive, un dédommagement pour les propriétaires qui auront eu leurs étangs supprimés.

C'est à peu près, ce qui s'est passé dans les communes de Marcilly, Pralong, Champdieu. Il n'y a pas 20 ans, plus d'un tiers du territoire de ces communes était couvert de mauvais petits bois de pin. Des habitants de Saint-Bonnet, Sauvain, Saint-Georges, etc., ont acheté ces terrains, les ont défrichés, y ont planté des vignes, et aujourd'hui, dans ces mêmes communes, le terrain a triplé de valeur.

2.°

Pertes occasionnées par la suppression des Étangs ; influence que cette suppression doit avoir sur l'Agriculture.

La question de la *légalité* arrivée à ce point, nous devons, pour ne pas aller trop au hasard, examiner deux autres questions qui se rattachent à celle-là.

La première est celle de savoir ce que perdront les propriétaires par la transformation des étangs en terres labourables.

La seconde, quelle influence aura, sur l'agriculture, la suppression des étangs.

Les membres de la commission ont traité ces deux questions en hommes qui connaissent à fond les choses qu'elles embrassent.

Voici comment il les ont résolues.

Sur la première question, la commission a dit :

1.° Un étang de deux hectares produit, par hectare et par année.

En étang	37 f	50 c
En terre.	22	50
Perte pour le propriétaire	15	»

2.° Un étang de 6 hectares produit, par hectare et par année,

En étang	41	25
En terre.	22	50
Perte pour le propriétaire	18	75

3.° Un étang de dix hectares produit, par hectare et par année,

En étang.	45	»
En terre.	22	50
Perte pour le propriétaire	22	50

4.° Enfin, sur un étang de 12 hectares, la perte pour le propriétaire, toujours par hectare et par année, est de 26 35

Total 82 60

La moyenne de la perte éprouvée par les propriétaires, par année et par hectare, est donc de 20 fr. à peu-près.

La plaine du Forez renferme 541 étangs qui ont une contenance de 2,912 hectares.

La perte totale qu'éprouveraient les propriétaires par la transformation de ces étangs en terres labourables, serait donc d'environ 58,000 francs par an.

Toutefois, de cette somme devra être déduite *la plus value* qu'acquerront certains terrains qui, par la suppression des étangs, deviendront des terres propres à produire des céréales, des fourrages artificiels, ou bien à être convertis en prairies naturelles.

Livrés à ce genre de culture, les bons terrains auront un produit supérieur au produit qu'ils avaient pendant qu'ils étaient en eau. Ainsi, la perte des propriétaires des étangs supprimés sera, en définitive, moins considérable qu'elle semble l'être au premier abord.

Voici, maintenant, comment la commission apprécie l'influence qu'aurait sur l'agriculture, la suppression des étangs;

Elle dit :

Les étangs sont généralement exploités par les propriétaires eux-mêmes, pour les années où ils sont en eau;

Pendant qu'ils sont à sec, ils sont cultivés par un métayer ou un granger.

La suppression des étangs les fera donc retomber tous, aux mains des grangers et des fermiers, pour être cultivés comme les autres terres.

Dans la plaine du Forez, les fourrages sont rares, les pâturages peu abondants; les étangs sont, pour le cultivateur, une grande ressource pendant l'été.

La suppression des étangs rendrait à l'agriculture une étendue de terrain fort considérable, et exigerait une augmentation de bétail de trait, une augmentation de fourrages, une augmentation de main-d'œuvre.

Soumis à une culture convenable, les étangs pourront devenir d'excellents fonds et donner de belles récoltes en céréales et en fourrages.

Quant à ceux qu'au moyen de leurs prises d'eau, on pourra transformer en prairies, le résultat sera encore plus favorable.

Enfin, il y aura dans l'assainissement de la plaine du Forez, avantage pour le propriétaire, dont la propriété augmentera de valeur, sera d'une exploitation facile, plus recherchée et plus profitable.

Il y aura avantage pour le cultivateur qui s'établira dans les domaines de la plaine, avec plus de confiance, dont la santé ne sera pas altérée, dont la vie ne sera pas abrégée, dont les travaux ne seront plus compromis et suspendus, chaque été, par les fièvres particulières au pays.

La commission termine son rapport, en s'associant aux vues pleines d'humanité de M. Lagrange, et en appelant de tous ses vœux le succès de cette généreuse tentative.

Cette même manière de voir sur une question aussi importante, cet accord entre l'administration et la société d'agriculture dont font partie les principaux propriétaires des étangs de la plaine du Forez, peut donc être considéré comme un grand pas vers l'assainissement de cette plaine.

Toutefois, on ne peut se le dissimuler : la question de la suppression des étangs est une question délicate à traiter, difficile à résoudre :

Elle se rattache à beaucoup d'intérêts.....

Elle est appuyée sur des titres de propriété, ou sur une longue jouissance....

La culture des étangs coûte moins qu'une autre.... elle produit davantage.... elle est plus facile.... on s'y attache, un peu par intérêt, un peu par habitude.

Pour certains propriétaires, un étang est un vieil ami duquel ils ne voudraient jamais être séparés.....

De là naîtront probablement, des plaintes, des regrets, des difficultés, des obstacles, des contestations vivement et longuement soutenues.

Nous croyons, cependant, que le zèle de l'autorité, le concours du conseil général, celui des bons citoyens, et surtout le sentiment d'humanité qui rend faciles les plus grands sacrifices, applaniront tous les obstacles.

III.

Causes d'insalubrité dépendantes de la volonté de l'Homme.

Nous arrivons ainsi aux causes d'insalubrité qui dépendent entièrement de la volonté de l'homme : ces causes sont nombreuses....

Leur action est de tous les instants....

Elles doivent donc avoir sur la santé de l'homme une grande influence.

Parmi ces causes nous en indiquerons trois *principales* auxquelles se rattachent toutes les autres.

La première, c'est l'habitation du fermier de la plaine du Forez.

La seconde, c'est sa nourriture.

La troisième tient à l'indifférence avec laquelle il passe d'une saison à l'autre, sans rien changer à sa manière de se vêtir.

1.°

De l'Habitation.

La demeure de l'habitant de la plaine est basse, petite, toujours fermée à l'air, aux rayons du soleil, par conséquent humide, malsaine, et renfermant constamment un air lourd, froid, pesant, comme celui qu'on respire dans une cave.

La cour de chaque habitation est remplie des fumiers qu'on y entasse à mesure qu'on les sort des écuries.

Ces fumiers sont couverts par des eaux croupissantes qu'on y réunit avec soin, parce qu'elles aident à hâter la décomposition des matières.

Autour des maisons sont des fossés remplis de matières animales et végétales.....

Des eaux stagnantes dans lesquelles on fait rouir le chanvre....

Au plus petit rayon du soleil, au moindre souffle d'un vent chaud, toutes ces matières fermentent, se décomposent, entrent en ébulition comme si elles étaient dans un fourneau, et deviennent ainsi un foyer d'insalubrité très dangereux.

Les miasmes qui en sortent forment autour des habitations, une atmosphère chargée de matières en putréfaction.

Le jour, la nuit, ces matières s'introduisent dans les poumons, un peu avec l'air qu'on respire, un peu avec l'air qu'on avale, et deviennent ainsi, une des principales causes de ces fièvres permanentes qui désolent la plaine et conduisent tant de ses habitants au tombeau.

Les feuilles des arbres sont, comme on le sait, des véritables tamis qui purifient l'air.

La plaine du Forez a peu d'arbres, peu d'arbustes, peu de végétaux un peu élevés, qui puissent remplir cette fonction importante.

Cette absence des grands végétaux est encore, on n'en peut douter, une des grandes causes de l'insalubrité de la plaine.

2.°

De la Nourriture.

La nourriture est la seconde cause d'insalubrité, dépendante de la volonté de l'habitant de la plaine.

Cette nourriture se compose principalement :

1.° D'un pain fait avec de la farine de

seigle, presque toujours mal cuit (1), peu nourrissant, et d'autant plus indigeste que l'habitant de la plaine en mange beaucoup ;

2.° De beaucoup de laitage :

Le lait de la plaine est clair, peu substantiel, peu nourrissant, froid à l'estomac, et cette nourriture qui, dans un pays sain, est, en général, très bonne, dans la plaine, devient une nourriture fiévreuse ;

3.° D'un peu de viande salée, d'autant plus difficile à digérer qu'elle a perdu toute sa substance par les apprêts qu'on lui a fait subir ;

4.° D'une eau malsaine :

L'eau que l'on boit dans la plaine a été puisée ou dans un étang rempli de matières en putréfaction, ou dans un fossé où elle croupit depuis longtemps, ou dans un puits qui a peu de profondeur.

On ne la filtre point. On ne la coupe jamais, soit avec un peu de vinaigre, soit avec un peu d'eau-de-vie.

L'habitant de la plaine ne boit point de vin à ses repas.

Ainsi, loin de présenter à l'homme une substance capable de rétablir ses forces épuisées par la fatigue et le mauvais air, ces aliments ne lui offrent qu'une nourriture pour ainsi dire inerte, rebelle à tous les efforts que l'estomac est obligé de faire pour

(1) Le pain est mal cuit parce que dans la plaine on manque de bois pour chauffer le four. On ne le chauffe qu'avec de la paille.

en extraire la partie qui nourrit, et repousser celle qui est inutile à la vie.

De cette pauvreté des aliments, de cette fatigue pour les digérer, viennent principalement ce teint jaunâtre que l'on voit sur la figure de beaucoup d'habitants de la plaine, ces obstructions, ces constitutions imparfaites, ces inflammations d'estomac qui se manifestent par une douleur vive, une chaleur ardente, un malaise, un abattement extrêmes, et qui ne laissent vivre l'habitant de la plaine, pendant quelques années, que pour le faire souffrir.

3.°

Des Vêtements.

La troisième cause d'insalubrité qui dépend de la puissance de l'homme, tient à l'indifférence avec laquelle il passe d'une saison à une autre, sans rien changer à ses vêtements.

Les vêtements doivent toujours être en rapport avec les saisons.

Les habitants de la plaine ou quittent leurs vêtements d'hiver trop tôt, ou ils les reprennent trop tard.

Tous agriculteurs, ils vivent constamment dans les champs, exposés à tous les changements de température, au passage subit du chaud à un froid humide.... De là ces fluxions de poitrine, presque toujours mortelles, soit parce que chez ceux qui en sont atteints le sang est déjà appauvri par le mauvais air et la mauvaise nourriture, soit parce qu'ils négligent de faire ce qu'il faudrait pour arrêter promptement la marche rapide du mal.

Une autre cause de la mortalité qui règne dans la plaine du Forez, c'est l'insouciance que met l'habitant à se préserver de toutes les maladies qui l'entourent.

Il est très rare, qu'au début d'une maladie, il pense à éloigner de lui les causes qui l'ont produite ; aussi rare qu'il pense à faire venir un médecin pour combattre le mal.... Il s'abandonne à l'avenir comme à une espèce de fatalité irrésistible.... inévitable.

« Son insouciance à cet égard, est telle, « dit M. Duplessis, que, familiarisé pour « ainsi dire avec la fièvre, ses travaux et ses « habitudes en sont à peine interrompus. « Il lui livre son existence avec une indifférence tout-à-fait coupable ; ses suites ne « l'effrayent pas, il les connaît sous le nom « expressif de *traîne*, et pendant cette *traîne* « qui dépose dans toute son organisation « l'espèce de marc auquel s'ajouteront, « l'année suivante, les effets d'une nouvelle « fièvre, il attend qu'une maladie plus sé- « rieuse, effet presqu'inévitable de son apa- « thie, vienne le faire succomber sans résis- « tance, et trop souvent presque sans se- « cours. »

Ainsi la funeste influence du climat de la plaine sur la vie de celui qui l'habite, est reconnue par tout le monde.

Mais ce qu'il y a de plus malheureux, c'est que ce climat éteint le courage de l'homme autant qu'il affaiblit ses forces physiques..... Il n'est pas rare, en effet, de voir le laboureur conduisant sa charrue, saisi tout-à-coup, au milieu de son champ, par un accès de fièvre..... Alors se passe une chose que nous aurions de la peine à croire, si nous ne l'avions vue nous-mêmes....... Aussitôt que ce malheureux sent venir l'accès, il abandonne ses bœufs, sa charrue, gagne, comme il peut, l'étang ou le fossé voisin, et, dans une eau croupissante, infecte, remplie d'insectes en putréfaction, il cherche à éteindre la soif qui le brûle.... et quand il a bu outre-mesure de cette eau, il se couche dans un fossé, livre son corps à toutes les émanations de la terre..... et l'accès de fièvre passé, il va retrouver ses bœufs, sa charrue, et continue son travail.... et cela se renouvelle chaque fois que l'accès revient.....

En indiquant les causes du mal, nous avons, pour ainsi dire, indiqué les moyens de le détruire, ou du moins de l'affaiblir dans ses effets.

Ainsi :

Supprimer les étangs de la plaine ;

Donner aux eaux un bon écoulement ;

Par des labours convenables, créer une terre nouvelle qui, en absorbant une plus grande quantité d'eau, diminuera celle qui séjourne sur la surface de la plaine, et celle qui en forme l'étang souterrain ;

Agrandir les maisons d'habitation ;

A celles qu'on ne peut agrandir, pratiquer un plus grand nombre d'ouvertures, pour que l'air et les rayons du soleil puissent y pénétrer plus librement ;

Garnir ces ouvertures de chassis de toile, pour que, dans les temps chauds, on puisse les ouvrir sans introduire les miasmes et les insectes ;

Garnir de planches ou au moins de carreaux, le sol des habitations, et ne pas l'inonder d'eaux ménagères ;

Eloigner de ces habitations, les fumiers, les eaux croupissantes qui les entourent ;

Planter en avant de chaque demeure, des grandes masses d'arbres, principalement du côté des vents chauds et humides, afin de purifier l'air ;

Prendre une nourriture plus substantielle ;

Le matin ne point sortir à jeûn ;

Boire, autant que possible, un peu de vin, les jours de travail, et un peu moins les jours de repos ;

Creuser des puits artésiens jusqu'à ce qu'on ait trouvé de l'eau de source ;

A défaut d'eau de source, filtrer l'eau que l'on boit (1), ou la couper avec un peu de vinaigre ou de vin, ou d'eau-de-vie;

Changer de vêtements selon les saisons;

Avoir toujours une chaussure qui puisse garantir du froid et de l'humidité;

Ne pas quitter trop tôt, ses habits d'hiver;

Le soir, quand la rosée commence a tomber, et le matin quand elle s'élève au-dessus de la terre, prendre des vêtements plus forts que ceux qu'on porte dans le milieu du jour;

Dans la journée, quand la fatigue et la chaleur obligent à prendre un peu de repos, choisir, pour se coucher, un endroit sec et éloigné de toute eau stagnante.

Telles sont les précautions que la prévoyance, la prudence, l'expérience semblent indiquer à l'habitant de la plaine du Forez.

Nous venons de dire qu'il fallait percer des puits artésiens, nous devons ajouter :

La plaine du Forez, réunit toutes les conditions nécessaires pour qu'on puisse y établir

(1) Quand on veut avoir, pour les usages domestiques, de l'eau parfaitement purifiée, il suffit de mettre au fond d'un tonneau défoncé d'un côté, un pied de charbon pulverisé, par-dessus lequel on fixe pour le retenir un fond qu'on enlève à volonté. Ce fond est percé d'un grand nombre de trous. L'eau que l'on verse dans le tonneau tombe sur le fond mobile, et on la tire par un robinet en bois, de manière à ce qu'elle passe au travers du charbon.

Le charbon doit être changé tous les six mois...... C'est une bien faible dépense, comme on voit; il n'est pas de cultivateur qui ne doive avoir de filtre semblable.

de ces sortes de puits, avec succès et à très peu de frais. Voici deux expériences faites sur deux points, bien éloignés l'un de l'autre, qui le prouvent.

Il y a 25 ans, M. de Rochefort fit percer un puits artésien dans la commune d'Arthun. Arrivée à une profondeur de 25 pieds, la sonde fit jaillir une eau claire, fraîche, excellente. La dépense n'alla pas au-delà de 125 francs. Il est vrai que le tuyau qui conduit l'eau au-dessus de la surface du sol, est en bois de pin. Ce puits existe encore aujourd'hui, et quoiqu'en mauvais état, il donne toujours de l'eau qui est très bonne.

M. de la Chaumette fait percer, dans ce moment, un puits artésien dans la commune de Mornand, où il habite. Ici, on a trouvé l'eau à une profondeur de 80 pieds : elle est très bonne. Elle est déjà arrivée à 4 pieds au-dessous de la surface du sol.

Pourquoi quelques riches propriétaires, pourquoi l'administration des hospices de Montbrison ne feraient-ils pas les mêmes essais, dans les vastes domaines qu'ils possèdent dans la plaine du Forez ?... De proche en proche, leur exemple serait imité, et bientôt, chaque ferme aurait son puits artésien. Quel plus grand bienfait pourrait-on offrir à la population de la plaine ? et afin d'introduire encore plus vite, cette amélioration dans l'existence des habitants de la plaine, pourquoi n'y aurait-il pas au chef-lieu du département, plusieurs sondes que l'on prêterait à ceux qui voudraient creuser des puits artésiens? La dépense ne serait pas bien considérable, et ce moyen toujours prêt et toujours gratuit, d'avoir une bonne eau, serait un grand encouragement.

L'idée d'assainir la plaine du Forez, restera sans résultat, je le sais, si elle est abandonnée à elle-même. Mais, elle pourra avoir un sort différent, si l'opinion publique la prend sous sa protection *toute puissante,* c'est-à-dire : si les habitants de la plaine, qu'elle intéresse directement, et ceux des autres parties du département, qu'elle intéresse moins, la trouvent bonne, et désirent la voir réalisée... Si les conseils municipaux la considèrent comme une chose utile, nécessaire... Si le conseil général, après en avoir fait le sujet de quelques-unes de ses graves délibérations, la recommande aux méditations du préfet.

Alors, fort de ces trois puissants appuis, le préfet pourra faire étudier la question (il a sous sa main tous les documents à ce nécessaires), la soumettre au Ministre des travaux publics, et obtenir une large part dans les fonds destinés à des améliorations qui intéressent à un si haut degré, la vie de l'homme et les progrès de l'agriculture.

Post-Scriptum.

Ce que nous venons de dire, d'autres l'ont dit avant nous.

Mais leurs livres ou leurs écrits sont rares, et ne se trouvent pas entre les mains de tout le monde....

Ils sont nombreux, ceux qui les ont n'ont pas toujours le temps de les lire.

Voilà pourquoi nous sommes entrés dans des détails qui pourront, d'abord paraître un peu minutieux, mais qui, peut-être, ne sont pas entièrement inutiles.

En effet, nous avons écrit ces quelques pages, non pour ceux qui savent, mais pour ceux qui ont besoin de savoir et qui n'ont pas le temps d'apprendre...

Nous les avons écrites, principalement, pour l'habitant de la plaine du Forez...

Heureux si nos paroles peuvent hâter le jour où l'assainissement de ce riche pays, permettra au cultivateur d'aller l'habiter sans craindre de trouver dans son climat un ennemi impitoyable !...

Plus heureux encore, si, devançant le grand bienfait qui doit ramener la vie dans ce même pays, le cultivateur qui l'habite, commence, dès aujourd'hui, à mettre en pratique quelques-uns des conseils que nous venons d'indiquer, et dont l'utilité est recommandée par la raison et l'expérience.

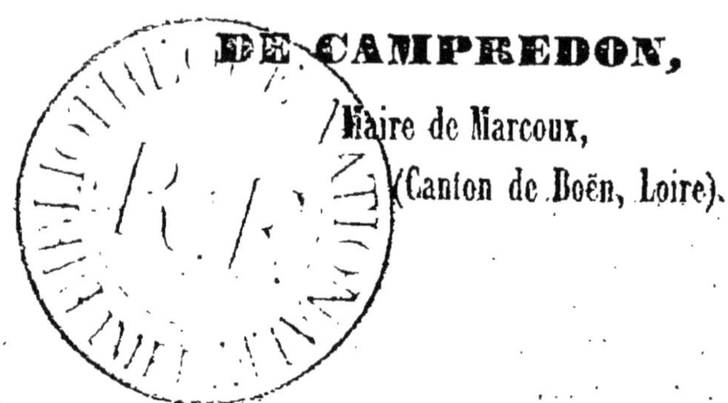

DE CAMPREDON,

Maire de Marcoux,

(Canton de Boën, Loire).

MONTBRISON, IMP. DE BERNARD.

www.ingramcontent.com/pod-product-compliance
Ingram Content Group UK Ltd.
Pitfield, Milton Keynes, MK11 3LW, UK
UKHW020359250726
13967UKWH00005B/2370